WIE MAN MIT SEINEN MITARBEITERN ZURECHTKOMMT

LERNEN SIE, WIE MAN MIT DEN MENSCHEN UMGEHT, MIT DENEN SIE ARBEITEN, AKTIVITÄTEN ZUR VERBESSERUNG DER ARBEITSBEZIEHUNGEN

Gaston Echevarria

Inhaltsverzeichnis

Einführung

Wahrscheinlich verbringen mehr Menschen, als Sie denken, die meiste Zeit damit, mit anderen in einer beschäftigungsbezogenen Situation zusammenzuarbeiten. Und, wenn sie kein Glück haben, können sich diese Individuen nicht aussuchen, wer ihre Mitarbeiter sind.

Leider weiß nicht jeder, wie man mit anderen zurechtkommt. Dies kann zu allen möglichen schwierigen Situationen führen, was es fast unmöglich macht, den Tag zu überstehen.

Eine gute Zusammenarbeit mit anderen ist in jeder Situation entscheidend. In einem Arbeitsumfeld ist es jedoch noch wichtiger. Warum ist das so? Es geht um

Dinge wie Effizienz, Produktivität und Arbeitsmoral.... um nur einige zu nennen.

Die Größe des Unternehmens oder des Unternehmens, für das Sie wirklich arbeiten, spielt keine Rolle. Die Regeln sind im Grunde genommen die gleichen, egal ob Sie mit jemand anderem oder 1.000 Menschen arbeiten. Jeder Einzelne verdient die gleiche Aufmerksamkeit.

Haben Sie bei Ihrer Stellensuche schon einmal den Satz "sollte gut mit anderen funktionieren" in der Stellenbeschreibung oder Bewerbung bemerkt? Wenn ja, gibt es einen sehr guten Grund dafür. Die Arbeitgeber wollen keine Personen einstellen, die nicht gut mit anderen zusammenarbeiten. Verursacht in der Regel von Anfang an Probleme.

Definition von anderen

In diesem Fall können "andere" definiert werden als alle Personen, mit denen man während der Arbeit in Kontakt kommt. Offensichtlich wird die Antwort für jeden anders sein. Es kann jedoch den Chef, Ihre Mitarbeiter, die Kunden oder Klienten, mit denen Sie interagieren, jeden Lieferanten, den Sie verwenden, das HR-Team, das Wartungs- oder Reinigungspersonal.... umfassen - die Liste geht weiter.

Einer der Hauptgründe, warum es so wichtig ist, alle gleich zu behandeln, ist, dass man nie weiß, was eine Person einem helfen oder in Zukunft für einen tun könnte. Das bedeutet natürlich, dass man unter keinen Umständen die Hilfe oder den Hilfswille dieser Person in Anspruch nehmen darf.

Kennen Sie den Ausdruck "Es ist nicht das, was Sie wissen, es ist der, den Sie kennen"? Stell es dir so vor. Jemand, mit dem Sie nicht täglich interagieren, aber dennoch einen freundlichen Bekannten in Betracht ziehen, könnte Ihnen einige Ratschläge bezüglich eines Freundes geben, den Sie für eine Position einstellen, die Sie gerne haben würden. Ohne diesen Rat würden Sie die Gelegenheit nicht erkennen. Dieses Szenario passiert viel mehr, als du wahrscheinlich denkst. Nur ein weiterer Grund, auf jeden Rücksicht zu nehmen.

Eine andere Möglichkeit ist es, einen Freund zu finden, den man sonst nicht hätte. Vielfalt am Arbeitsplatz ist häufiger denn je. Dies gibt dem Einzelnen eine viel bessere Möglichkeit, sich mit jemandem anzufreunden, der nicht Teil seines täglichen Lebens ist. Es kann jemand sein, der in einer anderen Abteilung arbeitet, oder die Person, die das Bürogelände unterhält. Wenn es darum geht, sich zu treffen und einen neuen Freund zu finden, sind die Möglichkeiten fast unbegrenzt.

Warum es schwierig sein kann, mit anderen zusammenzuarbeiten?

Es gibt mehrere Gründe, warum es schwierig sein kann, mit anderen zusammenzuarbeiten. Viele Menschen haben die Tendenz, ihr Ego an ihren Arbeitsplatz zu bringen. Es kann sein, dass diese Individuen wirklich selbstbewusst und unsicher von sich selbst im Inneren sind. Also benutzen sie ein großes Ego als Deckung.

Ehrlich gesagt, die Großspurigkeit in der Arbeit wendet sich meistens gegen sie. Es erzeugt sehr schnell Ressentiments und schlechte Gefühle. Wenn ein Mitarbeiter aus irgendeinem Grund nicht gut mit anderen zusammenarbeitet, sind die Chancen hoch, dass diese Person am Ende entlassen wird.

Wenn dieses unangemessene Verhalten anhält, läuft die gleiche Person Gefahr, immer wieder gefeuert zu werden, bis sie schließlich einen Job findet, bei dem es egal ist, mit Menschen auszukommen. Es ist ein trauriges Szenario, wenn man darüber nachdenkt. Lass es dir nicht passieren!

Eine weitere Herausforderung in der Zusammenarbeit mit anderen ist es, sich um die Vermeidung von Wettbewerb zu bemühen. Wenn ein Mitarbeiter nicht mit Ihnen auskommt, kann es an den Wettbewerbsaspekten Ihrer Stellenbeschreibung liegen und an der Tatsache, dass er versucht, Sie bei etwas zu schlagen.

    Ja, es ist wahr, dass ein wenig freundlicher Wettbewerb die Mitarbeiter anziehen kann, um ihre Leistung zu verbessern. Jedoch wird die Erhöhung der Arbeitsleistung einer anderen Person, um an sie heranzukommen, nichts anderes tun, als ihre Gefühle zu verletzen. Dies kann zu einem Rückgang der eigenen Leistung führen und kann Sie sogar dazu bringen, darüber nachzudenken, weiterzumachen und einen Job anderswo zu finden.

Die Bedeutung von Respekt

Wenn jeder bei der Arbeit nicht mit Respekt behandelt wird, kann das schlecht für das Geschäft sein. Wenn Sie nicht das Gefühl haben, dass Sie bei der Arbeit mit Respekt behandelt werden, kann es extrem schwierig sein, das Beste zu tun, was Sie können. Das Gleiche gilt für Ihre Mitarbeiter. Sie sind möglicherweise nicht in der Lage, ihre Aufgaben effizient zu erfüllen, wenn und wenn ein respektloser Mitarbeiter ihr Vertrauen gefährdet hat.

Der gegenseitige Respekt zwischen den Mitarbeitern trägt auch dazu bei, eine Atmosphäre der Zusammenarbeit zwischen den Teammitgliedern zu schaffen. Wenn man die Menschen respektiert, mit denen man zusammenarbeitet, ist es viel einfacher, mit ihnen zusammenzuarbeiten, um ein Ziel zu erreichen. Wenn Sie keinen Respekt vor Ihren Mitarbeitern oder deren Fähigkeiten haben, warum sollten Sie dann auf sie zählen, um Ihnen zu helfen?

Der beste Weg für ein Team von Mitarbeitern, ein Band des gegenseitigen Respekts aufzubauen, sind Schulungen und Übungen, die jedem helfen sollen, seine Mitarbeiter und ihre Fähigkeiten kennenzulernen. Es kann so einfach sein, wie wenn jedes Teammitglied seinen Namen und die Teile seiner Arbeit teilt, in denen es sich am wohlsten fühlt.

In einer Umgebung, in der respektloses Verhalten üblich ist, ist es wahrscheinlicher, dass Konflikte zwischen Ihnen und Ihren Mitarbeitern ausbrechen. Aber es ist wichtig, sich nicht von respektlosem Verhalten beeinflussen zu lassen und dich dazu zu bringen, dich genauso zu verhalten.

   Ein Konflikt am Arbeitsplatz hat negative Auswirkungen auf die Moral und die Gesamtproduktivität. Wenn Sie das Gefühl haben, dass ein Mitarbeiter Sie nicht mit Respekt behandelt, sprechen Sie mit ihm oder ihr über Ihr Verhalten in einer ruhigen und respektvollen Weise. Wenn Sie nicht bereit sind, darüber zu sprechen, wenden Sie sich an Ihren Chef oder Vorgesetzten.

Grundlegende Fähigkeiten und Gewohnheiten, die Sie benötigen, um mit anderen zusammenzuarbeiten.

Es gibt viele wesentliche Fähigkeiten und Gewohnheiten, die Sie benötigen, um gut mit anderen zusammenzuarbeiten. Die Entwicklung der richtigen Gewohnheiten von Anfang an hilft Ihnen, Dinge wie ein höheres Gehalt und Führungschancen zu erreichen. Da immer mehr Unternehmen die Entscheidung treffen, innerhalb des Unternehmens einzustellen, sind diese Dinge wichtiger denn je.

Viele dieser Dinge werden dir wahrscheinlich offensichtlich erscheinen. Wenn sie jedoch für alle offensichtlich wären, müssten sie nicht aufgelistet werden. Denken Sie daran, dass dies keine vollständige Liste der Fähigkeiten und Gewohnheiten ist, die Sie benötigen, um erfolgreich zu sein, aber es gibt Ihnen definitiv einen guten Ausgangspunkt. Wie Sie wahrscheinlich sehen können, erfordern viele dieser Vorschläge nicht viel mehr Aufwand, als sich an sie zu erinnern. Es gibt keinen Grund zur Panik und zu der Annahme, dass du deinen gesamten Lebensstil ändern musst.

Während diese Dinge, wenn man sie getrennt betrachtet, unbedeutend erscheinen mögen, stellt das Nichttun mehrerer von ihnen ein größeres Problem dar. Es kann wirklich den Unterschied zwischen dem Halten eines Jobs und dem Entlassen bedeuten. Dies gilt insbesondere für die heutige Wirtschaft. Bei so vielen Menschen, die aktiv auf Arbeitssuche sind, fällt es den Arbeitgebern im Allgemeinen sehr leicht, ihre offenen Stellen zu besetzen.

Verantwortung übernehmen

Es ist immer wichtig, Verantwortung für die Dinge zu übernehmen, die man tut, besonders wenn etwas schief geht. Niemand ist perfekt. Alle bis auf wenige unrealistische Arbeitgeber wissen das. Wenn du einen Fehler machst und behauptest, dass es nicht deine Schuld war, sagst du nicht nur nicht die Wahrheit, sondern erweckst auch den Eindruck, dass du die Situation nicht unter Kontrolle hattest.

Wenn du Verantwortung übernimmst, wirst du wahrscheinlich zwei Dinge bemerken. Erstens, Ihre Mitarbeiter sind wahrscheinlich eher bereit, Ihnen zu helfen, das Problem zu korrigieren und Ihnen zum Erfolg zu verhelfen. Zweitens werden sich dieselben Personen um dich herum wohler fühlen, weil sie wissen, dass du ehrlich bist und dass du nie jemand anderem die Schuld geben wirst.

> **Halten Sie einen offenen Geist**

Selbst in Situationen, in denen Sie wissen, dass Sie zu 100 Prozent Recht haben, ist es immer ratsam, offen zu sein. Dies gilt insbesondere, wenn Sie sich in einer Führungsposition befinden. Warum ist das so? Wenn du nie offen für neue Ideen oder Alternativen bist, kannst du auf jemanden treffen, der alles weiß. Wenn das passiert, werden die Leute sehr schnell defensiv und von dort geht es bergab.

Es ist viel produktiver, ein wenig Demut und Sorge zu zeigen, wirklich die richtige Antwort auf jedes Problem und jede

Situation zu finden. Da jeder Mensch einen anderen Problemlösungsprozess hat, hat Teamarbeit wirklich das Potenzial, Probleme zu lösen und großartige Ideen viel schneller zu generieren.

> ### ➢ *Einhaltung Ihrer Verpflichtungen*

Versuchen Sie immer, genügend Zeit einzuplanen, um Projekte rechtzeitig abzuschließen, auch wenn etwas Unerwartetes auftritt. Es ist viel besser, sich selbst mehr Zeit zu geben, als man jedes Mal beenden muss, wenn man arbeitet, anstatt die Zeit zu unterschätzen, die benötigt wird, um die Aufgabe zu erledigen. Auf diese Weise müssen Sie sich keine Sorgen machen, Ihren Arbeitgeber oder Kollegen zu enttäuschen.

Machen Sie eine zusätzliche Anstrengung. Behalte immer den Überblick, wann immer es möglich ist. Damit werden zwei Dinge erreicht. Erstens stärkt es die Beziehungen am Arbeitsplatz. Zweitens gibt es Ihnen wichtige Informationen über Ihre Leistung.

> ***Üben Sie die richtige Hygiene***

Unabhängig davon, ob Sie mit der Öffentlichkeit oder in einem Büro arbeiten, ist die richtige Hygiene unerlässlich, wenn Sie mit anderen arbeiten. Niemand will mit jemandem zusammen sein, der schlecht riecht oder in seiner Kleidung geschlafen zu haben scheint. Das bedeutet nicht, dass du dich wie die Reichen und Berühmten kleiden musst. Es bedeutet einfach, täglich zu duschen und mit einem repräsentativen Look und Geruch zur Arbeit zu kommen.

Wenn Sie ein begrenztes Budget haben, sollten Sie den Kauf von Kleidung in lokalen Gebrauchtwarenläden in Betracht ziehen. Sie können tolle Angebote für Kleidung erhalten, die perfekt für den Job geeignet ist. Diese Geschäfte führen in der Regel eine große Auswahl an Business-Anzügen zu fantastischen Preisen. Man muss nur zur richtigen Zeit da sein, also an den Tagen, an denen die Filiale beliefert wird.

➢ *Schalten Sie Ihr Handy aus*

Fast jeder hat heutzutage ein Handy. Wenn Sie in einem großen Büro arbeiten, kann das ständige Klingeln eine große Ablenkung sein. Wenn Sie Ihr Telefon nicht für Arbeitszwecke benötigen, schalten Sie es aus oder legen Sie es weg. Das schnelle Lesen einer Textnachricht, wenn jemand mit dir spricht, ist extrem unhöflich. Es erweckt den Eindruck, dass Ihr Handy wichtiger ist als Ihr Job. Gewöhnen Sie sich an, Ihre Nachrichten zu überprüfen oder in den Pausen oder beim Mittagessen kurze Anrufe zu tätigen.

> ***Aktienkredit***

Wenn zutreffend, ist die gemeinsame Nutzung von Krediten mit Ihren Mitarbeitern ein sicheres Zeichen dafür, dass Sie gut mit anderen zusammenarbeiten. Nicht nur diese Person oder Personen mögen dich noch mehr als zuvor, du wirst wahrscheinlich auch ein höheres Maß an Respekt verdienen.

Auf der anderen Seite, wenn Sie nicht teilen, wenn es fällig ist, werden Sie einen Ruf als jemand, der egoistisch ist und alle anderen sabotieren will, um voranzukommen. Wenn du damit durchkommst, ohne dass sich jemand beschwert, verschwende keine Zeit mit Feiern. In Wirklichkeit herrscht in der Regel die Wahrheit vor und du wirst nicht weiterkommen - du kannst für die Arbeitslosen in der Schlange stehen.

> ### *Unterbrechen Sie nicht*

Waren Sie schon einmal mitten in einem Gespräch, nur um ständig unterbrochen zu werden? Es ist ärgerlich, nicht wahr? Sei deshalb nie derjenige, der stört. Selbst wenn du eine großartige Idee hast, die du nicht erwarten kannst zu teilen, warte, bis du an der Reihe bist, zu reden. Atme tief durch und entspanne dich. Du wirst deine Nachrichten oder Ideen teilen, bevor du es merkst.

Hier ist ein kleines Geheimnis. Es gibt Menschen, die nicht so beeindruckt sind, wenn man spricht, egal wie fantastisch deine Idee ist. Diese Leute ziehen es vor, über sich selbst zu sprechen. Wenn du sie also zuerst reden lässt, ist es eine gute Möglichkeit, sie dazu zu bringen, dich zu lieben. Danach sind sie vielleicht empfänglicher für das, was du sagst.

> ***Lächeln***

Der Akt des Lächelns wird oft als die mächtigste Geste einer Person bezeichnet. Die Wissenschaft kann die Tatsache unterstützen, dass Menschen, die lächeln, oft nicht nur glücklicher, sondern auch erfolgreicher sind. Noch besser, das Lächeln kostet Sie keinen Cent. Es ist kostenlos zu lächeln und zu sehen, wie die Welt (oder zumindest die Menschen, mit denen Sie arbeiten) Ihnen Ihr Lächeln zurückgibt.

Es ist interessant festzustellen, dass einige Schulungsmodule für Kundendienstpositionen im Zusammenhang mit dem Telefon erfordern, dass die Mitarbeiter einen kleinen Spiegel neben ihrem Telefon aufbewahren. Auf diese Weise kann der Agent sicherstellen, dass er lächelt, wenn er mit dem Kunden spricht. Ob Sie es glauben oder nicht, die Person auf der anderen Seite des Empfängers kann normalerweise das Lächeln in der Stimme des Agenten hören. Das macht die Interaktion zwischen den beiden viel angenehmer und die Umsätze um ein Vielfaches größer.

> ➤ ***Ressourcen nutzen***

Gut mit anderen zusammenzuarbeiten, nach bestem Wissen und Gewissen, erfordert manchmal den Einsatz von Ressourcen. Abhängig von Ihrem Arbeitsort und Ihrer Stellenbeschreibung bieten viele Unternehmen alle möglichen Möglichkeiten, die Sie nutzen können.

Diese Ressourcen können Dinge wie Seminare, Trainingseinheiten, Fitnessprogramme, kostenlose Sicherheitsausrüstung, psychische Gesundheit und Familienberatung und vieles mehr sein. Wenn Sie auf eine gute Ressource stoßen, von der Sie denken, dass sie Ihrem Arbeitsumfeld und Ihren Mitarbeitern zugute kommen würde, zögern Sie nicht, sie Ihrem Vorgesetzten oder Chef gegenüber zu erwähnen. Sie können sogar eine kleine Belohnung oder einen Bonus dafür erhalten, dass Sie die Initiative ergreifen, etwas zu empfehlen, das Ihrem Unternehmen zum Erfolg verhelfen könnte.

➤ **_Mach keinen Lärm._**

Wenn Ihr Arbeitgeber Ihnen erlaubt, Musik oder ähnliches zu hören, machen Sie keinen Lärm. Verwenden Sie Kopfhörer oder halten Sie die Lautstärke so hoch, dass Sie nicht abgelenkt werden. Denke daran, dass nicht jeder den gleichen Musikgeschmack hat wie du. Wenn Ihre Mitarbeiter nicht mögen, was sie hören, wird es für sie wahrscheinlich schwieriger sein, sich zu konzentrieren und ihre Arbeit richtig zu erledigen. Die Zeit für Lärm ist nach dem Arbeitstag, es sei denn, Sie sind Rockmusiker oder Auktionator.

➤ **_Respektieren Sie die Grenzen_**

Ihre Arbeit kann erfordern, dass Sie sich einen Raum mit Ihren Mitarbeitern teilen, egal ob es sich um eine Kabine, ein Büro oder ein Fahrzeug handelt. Wenn Sie während der Arbeit in der Nähe anderer sind, achten Sie darauf, ihre Grenzen zu respektieren und ermutigen Sie sie, im Gegenzug Ihre zu respektieren.

Versuchen Sie, keine Anrufe zu erhalten, wenn es sich nicht um arbeitsbezogene Probleme handelt, wenn sich Ihr Zellenpartner ruhig auf ein Projekt konzentriert. Versuchen Sie auch, nicht zu viel über Ihr Privatleben preiszugeben, da dies für einige Menschen zu viele Informationen sein können. Diese Grenzen werden von Person zu Person unterschiedlich sein, wenn Sie also nicht sicher sind, ob Ihr Verhalten Ihren Mitarbeiter stört, ist es vielleicht am besten, zuerst zu fragen.

> ***Lernen Sie loszulassen***

Sobald Sie einen Streit mit einem
Mitarbeiter hatten, kann es für Ihre
Beziehung zu ihm oder ihr schwierig sein,
in einen Zustand zurückzukehren, in dem
Sie effektiv zusammenarbeiten können.
Wenn der Streitfall beigelegt ist, ist das
Beste, was Sie tun können, die
Konzentration auf die Arbeit. Natürlich
muss sich Ihr Mitarbeiter auch darauf
konzentrieren, loszulassen.

Wenn sie immer noch verärgert darüber
sind, schau, ob sie bereit sind, darüber zu
reden. Wenn sie Ihnen sagen, warum sie
nach der Beilegung des Streits immer
noch nicht zufrieden sind, tun Sie, was Sie
können, um die Dinge zwischen Ihnen
beiden zu regeln. Wenn es weiterhin
Probleme zwischen Ihnen beiden gibt, ist
es am besten, Ihren Chef oder
Vorgesetzten zu informieren.

Vorteile einer effektiven Zusammenarbeit mit anderen Unternehmen

Teamarbeit ist eine wunderbare Sache. Es kann einige Zeit dauern, bis alle in die Stimmung kommen. Aber wenn das passiert, ist es für alle Beteiligten von Vorteil, ganz zu schweigen vom Erfolg des Unternehmens. Dies sind einige der Vorteile der Zusammenarbeit am Arbeitsplatz. Ja, es ist machbar!

✓ **Füllt Hohlräume aus**

Die Zusammenarbeit füllt in der Regel Lücken. Nicht jeder hat die gleichen Fähigkeiten oder Ausbildungen. Teamarbeit ermöglicht es Menschen, ihr eigenes Wissen in ein Projekt oder ein

Problem als Ganzes einzubringen.

Es ist auch sehr nützlich, wenn jemand krank ist. Wenn niemand springt, um die Arbeit dieser Person zu erledigen, könnte alles aufhören, bis sich der Mitarbeiter wohl genug fühlt, um wieder an die Arbeit zu gehen. Unternehmen verlieren ihr Geschäft, wenn sie mit weniger als 100 Prozent arbeiten.

✓ **Fördert einen gesunden Wettbewerb**

Es ist absolut nichts falsch an einem wenig gesunden Wettbewerb am Arbeitsplatz. Dies führt oft zu einer Steigerung der Produktivität, die immer wieder gefördert wird. Er ist auch ein ausgezeichneter Motivator. Oftmals, wenn Mitarbeiter sehen, wie ihre Mitarbeiter eine ausgezeichnete Arbeit leisten, wollen sie alles Mögliche tun, um die Leistung zu erreichen (oder sogar zu übertreffen).

✓ **ermutigt zur Konfliktlösung**

Egal wie gut du und deine Teamkollegen als Gruppe zusammenarbeiten, es besteht immer die Möglichkeit von Konflikten von Zeit zu Zeit. Es gibt keine Garantie dafür, dass sie vollständig vermieden werden können. Dies ist zum Teil darauf zurückzuführen, dass die Mitarbeiter aus unterschiedlichen Hintergründen kommen und einen unterschiedlichen Arbeitsstil haben. Das ist es, was die Welt und das Arbeitsumfeld so interessant macht.

Bei Konflikten ist Ihr Team gezwungen, die für die jeweilige Situation am besten geeignete Lösung zu finden. Dies ist eine sehr gute Fähigkeit, die man zur Hand haben sollte, besonders für diejenigen, die an zukünftigen Fördermöglichkeiten interessiert sind.

✓ Inspiriert die Risikobereitschaft

Du denkst vielleicht nicht, dass das Eingehen von Risiken etwas ist, das du bei der Arbeit versuchen solltest. Es gibt jedoch so etwas wie "gesunde" Risikobereitschaft. Stell es dir so vor. Wenn Sie selbst an einem Projekt arbeiten würden und dieses Projekt in irgendeiner Weise gescheitert ist, wären Sie für das Scheitern in seiner Gesamtheit verantwortlich.

Andererseits, wenn Sie im Team arbeiten, teilen Ihre Mitarbeiter nicht nur Ideen, sondern auch den Erfolg oder Misserfolg des Endergebnisses. Im Wesentlichen gibt Teamarbeit jedem in

der Gruppe die Freiheit, sicher über den
Tellerrand zu schauen und wirklich an
neue Möglichkeiten zu denken.

✓ Steigert die Effizienz

Je effektiver ein Team von Mitarbeitern
arbeitet, desto mehr Arbeit können sie
leisten. Natürlich bedeutet mehr
Menschen zu haben, mehr Anstrengungen
unternehmen zu können. Aber ein großes
Team kann dem anderen tatsächlich im
Weg stehen, wenn es nicht effektiv
zusammenarbeitet. Auch wenn Sie nicht
direkt mit einem Team arbeiten, hilft eine
effektive Kommunikation mit anderen
Mitgliedern Ihres Unternehmens, die
Dinge so schnell wie möglich zu erledigen.

✓ Schafft Vertrauen

Das Beenden eines Projekts mit Mitarbeitern trägt viel dazu bei, eine Beziehung zu ihnen aufzubauen. Sobald sie dir helfen, Dinge zu tun, wirst du wissen, dass du ihnen in Zukunft wieder vertrauen kannst. Dieses Vertrauen gibt dir ein Sicherheitsniveau, das es dir viel einfacher macht, mit deinen Mitarbeitern zu arbeiten und Ideen auszutauschen.

Andererseits, wenn sich die Teammitglieder nicht gegenseitig vertrauen, können sie Entscheidungen treffen, die auf lange Sicht nicht gut für das Geschäft sind. Sie können das Gefühl haben, dass sie die einzigen Mitglieder des Teams sind, die die Arbeit machen können und deshalb versuchen, alles selbst zu machen. Dies kann zu einem gravierenden Effizienzverlust und möglicherweise noch größeren Problemen führen, wenn der zusätzliche Stress diesen Mitarbeiter zu einem Fehler veranlasst.

Schulung neuer Mitarbeiter

Wenn Sie für die Schulung neuer Mitarbeiter am Arbeitsplatz verantwortlich sind, wird dies einen großen Einfluss auf Ihren Eindruck von der Organisation als Ganzes haben. Wenn Ihre Ausbildung effektiv ist und Sie da sind, um ihnen zu helfen, wenn sie Sie brauchen, werden sie sehen, dass das Unternehmen nützlich und ein guter Arbeitsplatz ist. Aber wenn Sie ihnen nicht die Hilfe geben, die sie brauchen, werden sie wahrscheinlich keine positive Beziehung zum Unternehmen aufbauen. Hier sind ein paar Dinge, die Sie bei der Schulung eines neuen Mitarbeiters beachten sollten.

> ### *Fokus auf den Aufbau von Stärken*

Wenn Sie mit einem neuen Mitarbeiter arbeiten, achten Sie auf die Bereiche, in denen er sich auszeichnet, und ermutigen Sie ihn, seine Erfahrungen zu nutzen. Dies wird sie nicht nur ermutigen, jetzt eine gute Arbeit zu leisten, sondern sie auch darauf vorbereiten, eine Beförderung für einen Job zu erhalten, der ihren Fähigkeiten in der Zukunft entspricht. Fragen Sie sie auch, ob sie andere Stärken haben, die ihnen helfen können, die Arbeit zu erledigen. Sie können dem Unternehmen auf eine Weise helfen, an die man vorher nicht gedacht hat.

> ***Finde Online-Ressourcen (wie du es gerade tust)***

Es gibt eine Reihe von verschiedenen Lernprogrammen im Internet, die für viele verschiedene Unternehmen und Organisationen gut geeignet sind. Diese Kurse beinhalten in der Regel schriftliche

Anweisungen und Lehrvideos sowie interaktive Komponenten wie Quiz, Rätsel oder sogar Spiele. Bei einer so großen Auswahl an Kursen müssen Sie für jede Abteilung in Ihrem Unternehmen einen Kurs finden. Alles, was man dazu braucht, ist ein wenig Recherche.

> ### ➤ *Bitte um Hilfe*

Wenn Sie Schwierigkeiten bei der Schulung neuer Mitarbeiter haben, kann es an der Zeit sein, Hilfe zu rufen. Betriebliche Ausbildungsbetriebe sind da draußen und können helfen, ihre Mitarbeiter in einer Vielzahl von Dingen zu schulen.

In der Regel kommen diese Gruppen direkt an Ihren Arbeitsplatz, um Ihr Training zu verwalten. Die geleistete Hilfe kann jedoch recht kostspielig sein. Um den Schulungsaufwand zu minimieren, denken Sie an Ihre derzeitigen Mitarbeiter. Wenn einer von ihnen über ein außergewöhnliches Talent in einem der Bereiche verfügt, die von Ihrer Ausbildung abgedeckt werden, fragen Sie ihn, ob er bereit wäre, jederzeit mit Ihren Schülern zu arbeiten. Sie sind vielleicht in der Lage, Ideen zu liefern, die dir nicht in den Sinn gekommen wären.

> ### *Förderung des Lernens*

Es ist schwer, jemandem etwas beizubringen, der nicht hören will, was man zu sagen hat. Und wenn Ihre neuen Mitarbeiter nicht begeistert von ihrem neuen Job sind, kann es schwierig sein, sie darin zu schulen, Dinge effektiv zu tun.

Es ist wichtig, dass Sie das Interesse an Ihrem Lehrling wecken, damit er oder sie von Ihrer Arbeit erfährt, anstatt Ihnen einfach zu sagen, was zu tun ist. Stellen Sie sicher, dass sie wissen, dass es nichts Falsches daran ist, Fragen zu stellen, auch wenn es weniger um ihre Arbeit als vielmehr um das Unternehmen als Ganzes geht. Je motivierter sie zum Lernen sind, desto besser wird sich ihre Leistung im Laufe der Zeit verbessern.

Gib ihnen etwas, um es möglich zu machen.

Nachdem Sie Ihren neuen Mitarbeiter darüber aufgeklärt haben, wie er seine Arbeit tun soll, geben Sie ihm etwas zu tun, damit er sehen kann, wie viel von seiner Ausbildung er sich merken kann. Achten Sie darauf, sie so zu beobachten, wie sie es tun, aber versuchen Sie, sich nicht zu sehr einzumischen, es sei denn, sie brauchen Hilfe. Es gibt Ihnen nicht nur eine gute Vorstellung davon, was sie gelernt haben, sondern es wird ihnen auch helfen, Wege zu finden, es auf ihren neuen Job anzuwenden und ihnen zu helfen, ein Gefühl der Leistung zu entwickeln.

✓ **Behalten Sie den Spaß**

Eines der wichtigsten Dinge, die Sie tun können, um eine Beziehung zwischen Ihrem Lehrling und Ihrer Organisation aufzubauen, ist, den Ton hell und freundlich zu halten. Das bedeutet nicht, dass Sie Ihr Training weniger effektiv gestalten sollten, oder dass Sie während der Ausbildungszeit nicht so hart arbeiten sollten. Achte nur darauf, zu lächeln und die Dinge positiv zu halten, während du mit ihnen arbeitest. Es wird ihnen nicht nur das Erlernen ihres neuen Jobs angenehmer machen, sondern auch das Zusammensein mit ihnen könnte dazu führen, dass sie in Zukunft einen neuen Freund finden.

✓ Arten von Konflikten am Arbeitsplatz

Wie Konflikte in unserem Privatleben

können auch Konflikte am Arbeitsplatz schwer zu vermeiden sein. Streitigkeiten zwischen Mitarbeitern werden oft problemlos zwischen den beteiligten Parteien beigelegt. Manchmal kann es jedoch notwendig sein, sich an Ihre Personalabteilung oder Ihr Top-Management zu wenden, um das Problem zu lösen, wenn der Konflikt nicht gelöst werden kann.

Teil der effektiven Konfliktbewältigung ist es, zu wissen, mit welcher Art von Arbeitsplatzkonflikt man es zu tun hat, wenn das Problem auftritt.

✓ **Führung**

Ein Führungswechsel, wie z.B. ein neuer Vorgesetzter oder eine neue Führungskraft, kann zu größeren Konflikten unter den Mitarbeitern führen.

Ein plötzlicher Wechsel in der Führung kann etwas gewöhnungsbedürftig sein und kann für Sie und Ihre Mitarbeiter im Prozess stressig sein.

Drastische Veränderungen in der Führung am Arbeitsplatz führen dazu, dass Menschen aus ihrer Komfortzone herauskommen, wenn sie versuchen, sich an neue Regeln und Techniken anzupassen, während sie gleichzeitig ihre Arbeitsbelastung beibehalten. Auch wenn es zunächst entmutigend erscheinen mag, kann ein Großteil dieses Konflikts vermieden werden, indem eine klare Zusammenfassung aller Änderungen an den Arbeitsregeln vorgenommen wird.

✓ **Charakterkonflikte**

Persönlichkeitskonflikte gehören zu den häufigsten Problemen der Mitarbeiter. Es kann schwierig sein, die sozialen Signale zu verstehen, an die man nicht gewöhnt ist, oder die Eigenheiten zu verstehen, die sich von denen der eigenen unterscheiden, und die Menschen, mit denen man regelmäßig in Kontakt steht. Es ist am besten, die Dinge nicht so persönlich zu nehmen, um unnötige Konfrontationen zu vermeiden.

Wenn Ihnen kein Grund einfällt, warum sich Ihr Kollege Ihnen gegenüber negativ verhält, haben Sie vielleicht etwas bemerkt, das nicht da war. Es ist sehr unwahrscheinlich, dass Ihr Mitarbeiter willkürlich entscheidet, unhöflich zu Ihnen zu sein.

Es ist einfacher, sich selbst zu ändern als andere zu ändern.

Typischerweise ist es für niemanden einfach, eine Veränderung zum Besseren zu erreichen. Du kannst nicht einfach mit den Fingern schnippen oder mit dem Zauberstab schwenken und erwarten, dass diese Änderungen über Nacht stattfinden. Aber denk daran, wie toll es wäre, wenn es wirklich möglich wäre, die Aufgabe zu erfüllen!

Denken Sie jedoch daran. Obwohl es möglich ist, sich selbst zu verändern (mit ein wenig Anstrengung - manchmal mehr als man bereit ist, sich dafür einzusetzen), ist es äußerst schwierig, andere zu verändern. Außerdem, wenn du dir die Zeit nimmst, darüber nachzudenken, hast du dann wirklich dieses Recht?

Es ist schwer, eine Situation zu ändern, in der man keine Aufzeichnungen und alle Fakten hat. So ist es auch mit einem Menschen. Bis du jemandem in die Schuhe gelaufen bist, weißt du nicht, warum diese Person sich so verhält, wie sie es tut. Sie haben vielleicht eine allgemeine Vorstellung, aber Allgemeinheiten reichen nicht aus.

Egal, ob Sie bei der Arbeit oder woanders sind, wann immer Sie jemanden wechseln möchten, versuchen Sie stattdessen dies. Denke an Dinge, die DU tun kannst, um das Problem zu verbessern. Ausgehen und jemandem sagen, dass du denkst, dass du dich ändern musst, ist ein sicherer Weg, um schlechte Gefühle zwischen euch beiden zu entwickeln. Ehrlich gesagt, wie würdest du dich fühlen, wenn sich die Dinge ändern würden, und jemand sagte dir, dass du die Art und Weise, wie du die Dinge machst, ändern musst?

Ein gutes Beispiel dafür ist das Zeitmanagement. Sie stellen fest, dass es einem Ihrer Mitarbeiter schwer fällt, den Zeitplan für den Abschluss eines Projekts einzuhalten. Anstatt mit einer Beschwerde zu Ihrem Vorgesetzten zu gehen, warum fragen Sie nicht den Chef, ob es eine Möglichkeit gibt, dem Einzelnen zu helfen, auf dem richtigen Weg zu bleiben? Du kannst dabei sogar etwas Neues lernen.

Wenn sich jemand ändern will und dich um Hilfe bittet, ist das etwas ganz anderes. Alles zu tun, um ihnen zu helfen, wird dazu beitragen, die Transformation zu sichern, die sie zu erreichen hoffen. Manchmal sind alle individuellen Bedürfnisse ein Schub in die richtige Richtung. Sieh es mal so: Sie würden wahrscheinlich das Gleiche für dich tun.

Viele zwischenmenschliche Konflikte am Arbeitsplatz können ohne Beteiligung des Managements gelöst werden. Ihre Mitarbeiter sind erwachsen, und Sie sollten in der Lage sein, für jeden Konflikt, den Sie haben, ein vernünftiges Ergebnis zu erzielen. Während es eine gute Idee ist, Ihren Chef über das, was zwischen Ihnen und Ihren Mitarbeitern vor sich geht, auf dem Laufenden zu halten, kann das Gehen zu ihnen mit jedem Problem Ihre Mitarbeiter dazu bringen zu glauben, dass Sie nicht bereit sind, auf ihre Seite der Geschichte zu hören.

Wenn jedoch keiner von Ihnen in dieser Angelegenheit Kompromisse eingehen möchte, kann es für einen Vorgesetzten oder Personalvertreter eine gute Idee sein, für Sie über den Konflikt zu meditieren. Legen Sie eine Zeit fest, in der sich alle treffen können, um das Problem zu lösen. Mit einer neutralen Partei, die daran beteiligt ist, beiden Seiten der Geschichte zuzuhören, können sie eher geneigt sein, jedes Verhalten zu stoppen, das ein Problem verursacht.

> ***Introvertierte Werke***

Wenn Sie ein Introvertierter sind, können Sie dennoch die in diesem Bericht gebotenen Hinweise nutzen. Du wirst dich nur nicht so oft auf ihn verlassen müssen. Wenn Sie der schüchterne Typ sind, sollten Sie sich für die folgende Art von Arbeit bewerben. Wenn Sie nicht sofort einen finden, geben Sie nicht auf. Sie sind da draußen.

> ***Tierpflege***

Wenn Sie Tiere mögen, denken Sie darüber nach, einen Job in einem Tierarztbüro, einem Tierheim oder sogar einem Tiergeschäft zu finden. Obwohl das Gehalt niedriger ist als bei vielen anderen Beschäftigungsmöglichkeiten, wird die meiste Zeit mit Tieren gearbeitet. Überlassen Sie die Interaktion mit Menschen Ihren extrovertierten Mitarbeitern.

> ***Social Media Manager***

Zuerst mag das wie eine seltsame Entscheidung erscheinen. Ja, die Arbeit erfordert die Interaktion mit Menschen. Aber da alles über das Internet abgewickelt wird, müssen Sie nicht von Angesicht zu Angesicht mit den Menschen sprechen, mit denen Sie kommunizieren.

Mit der wachsenden Popularität von sozialen Plattformen ist es wahrscheinlich, dass es immer einen Bedarf an dieser Managementposition hinter den Kulissen gibt.

> ***Gerichtsgutachter***

Zum Zeitpunkt des Schreibens zeigt das Bureau of Labor Statistics an, dass das Durchschnittseinkommen eines Gerichtsreporters nur 50.000 Dollar pro Jahr beträgt. Obwohl ein Gerichtsreporter verpflichtet ist, im Gerichtssaal zu sein, hat er oder sie nur sehr wenig Interaktion mit jemandem. Das einzige Mal, dass eine Rede erforderlich ist, ist, wenn jemand die Person bittet, einen Teil der Gerichtsprotokolle zu lesen.

> ***Freiberuflicher Schriftsteller***

Dank der Popularität des Internets scheinen die Möglichkeiten für freiberufliches Schreiben überall zu sein. Noch besser, du brauchst keinen Hochschulabschluss, um anzufangen. Wenn du auf interessante Weise schreiben kannst und Grundkenntnisse der Grammatik hast, warten Kunden draußen auf deine Hilfe.

Typischerweise ist das einzige Mal, dass Sie mit jemandem interagieren müssen, wenn Sie über einen möglichen Job sprechen oder Fragen an einen aktuellen Kunden haben. Schon damals kann fast alles per E-Mail erledigt werden.

> ***Übersetzerin***

Wenn Sie eine oder mehrere

Fremdsprachen sprechen, warum nutzen Sie diese Fähigkeiten nicht zusätzlich? Die Aufgabe eines Übersetzers besteht einfach darin, schriftliche Dokumente oder Audioaufnahmen von einer Sprache in eine andere zu konvertieren. Eine zusätzliche Beteiligung der Mitarbeiter ist nicht erforderlich.

Andere mögliche Optionen, mit eingeschränkter menschlicher Interaktion, sind die folgenden:

- Lkw-Fahrer oder Händler
- Sicherheitswache
- Zähler
- Landschaftsgärtnerin
- Concierge
- Laborant oder Forscher
- Künstlerin
- Grafikdesigner

Für weitere Ideen, nehmen Sie sich eine
Stunde oder so, um eine Online-Suche
durchzuführen. Sie werden wahrscheinlich
von Jobvorschlägen für Menschen
überrascht sein, die es vorziehen, die
Interaktion mit Kollegen einzuschränken.

Fazit

Diese Informationen sind nur eine kleine Auswahl der Dinge, die Sie tun können, um sicherzustellen, dass Sie immer gut mit anderen zusammenarbeiten, unabhängig von Ihrer Stellenbeschreibung oder der Position, die Sie im Unternehmen einnehmen. Offensichtlich, je einfacher es für Sie ist, mit Ihren Mitarbeitern und Kunden zu interagieren, desto größer sind die Chancen, eine Erhöhung oder Beförderung zu erhalten.

Du musst vielleicht an einigen dieser Dinge arbeiten, bevor sie sich natürlich anfühlen. Die gute Nachricht ist, wenn das der Fall ist, ist es völlig in Ordnung. Bestrafe dich nicht selbst dafür. Es gibt keinen perfekten Mitarbeiter, egal wie viel Ausbildung oder Erfahrung er in diesem

Bereich hat.

In jedem Job sind zwei der wichtigsten Eigenschaften, die man besitzen muss, Sorgfalt und Ehrlichkeit. Solange du diese beiden Eigenschaften besitzt, ist es sehr wahrscheinlich, dass du Erfolg haben wirst und, noch besser, dass du dich dabei wohl fühlst.

So wie es keinen perfekten Mitarbeiter gibt, gibt es auch keinen perfekten Job oder eine Reihe von Mitarbeitern. Es wird wahrscheinlich Zeiten geben, in denen du dich von beiden frustriert fühlst, was völlig natürlich ist. Tun Sie in diesen Zeiten alles, was Sie können, um die Situation positiv zu sehen.

Positiv zu sein ist eine Entscheidung, die man trifft. Es hängt nicht nur von den guten Dingen ab, die einem passieren.

Wenn du auch dann positiv bleibst, wenn die Dinge nicht die besten sind, werden deine Kollegen deine Einstellung eher bemerken und versuchen, sie zu übernehmen.

Einige Menschen sind introvertierter und arbeiten lieber allein. Wenn Sie in diese Kategorie fallen, ist das auch in Ordnung. Solange du einen Job findest, den du gerne machst, ist das das Wichtigste. Sie können dies jedoch berücksichtigen. Wenn Sie einige der Vorschläge in diesem Bericht praktizieren, werden Sie vielleicht allmählich etwas extrovertierter sein.

Wenn das passiert und Sie sich bei den Menschen wohler fühlen, kann es an der Zeit sein, zu versuchen, Ihren beruflichen Horizont zu erweitern. Dieses neue Selbstvertrauen wird nicht über Nacht entstehen. Aber mit etwas Geduld und Übung kann es sein, dass du irgendwann einmal mit anderen zusammenarbeiten willst. Und daran ist sicherlich nichts auszusetzen.

Denke nur daran, dass nicht alles über Nacht passieren wird und dass es Zeit braucht, bis du eine Veränderung in deinem Leben zum Besseren siehst.

Jetzt ja, ich wünsche dir das Beste für deine Ergebnisse, und denk daran, alles ist praktisch; Theorie ohne Handeln nützt dir nichts. Es bringt alles, was man lernt, in das wirkliche Leben.

Eine große Umarmung, dein Freund, Gaston!

Übrigens, wenn Sie Ihre Ergebnisse nach und nach erreichen, empfehle ich Ihnen sehr, wenn Sie Ihre sozialen

Fähigkeiten verbessern wollen, empfehle ich Ihnen, dem Buch eines großen Freundes von mir, über "WIE ZUR KONTROLLE DER SOZIALANSIETY UND DER PANIK", ein Buch, das Ihnen sicherlich sehr helfen wird, jegliche Art von Angst zu vermeiden. Sie können es ohne weiteres in der Amazon-Suchmaschine finden, wie z.B.: "Wie man soziale Angst- und Panikattacken kontrolliert" oder nach seinem Namen suchen, wie z.B.: "Jorge O. Chiesa"..... Ich wünsche Ihnen noch einmal viel Erfolg bei Ihren Ergebnissen!